AF426935

Inhalt

Schlafstörungen überwinden und endlich besser schlafen

Johanna Schenck

Vorwort

Es gibt immer mal wieder Nächte, da schläft man einfach nicht gut. Entweder fällt das Einschlafen schwer oder man wacht mitten in der Nacht auf und kann aus unerklärlichen Gründen nicht wieder einschlafen. Das ist ganz menschlich und gehört zum Leben mit dazu.

Vielleicht gibt es auch andere, schöne Gründe, die dich gerade nicht schlafen lassen. Vielleicht bist du ganz frisch Elternteil geworden, und dein Kind hält dich gerade mehr als gewohnt von deinem nächtlichen Schlaf ab.

Dieses Defizit kann der Körper über einen gewissen Zeitraum auch ausgleichen. Jedoch sollten Schlafstörungen und defizitärer Schlaf nicht zur Gewohnheit werden. Wir brauchen den Schlaf, um wieder Kraft für den Tag zu schöpfen. Unser Gehirn braucht den Schlaf, um aufgenommene Informationen zu verarbeiten und in die Langzeitspeicher zu überführen. Fehlender Schlaf und mangelhafte

Schlafqualität können auf Dauer krank machen und uns sehr viel Lebensqualität nehmen. Deswegen habe ich hier einige Dinge für dich zusammengestellt, die dir helfen können, deinen Schlaf wieder zu finden und zu verbessern.

Die richtige Schlafposition finden

Die Auswahl des richtigen Betts hat schon eine große Bedeutung für die Tiefe und den Komfort deines Schlafes. Hier gibt es sehr gute Bett-Fachgeschäfte, die dich zu der Härte, der Größe und der Auswahl der Zonen in deiner Matratze beraten können. Denn für jeden Körper kommt hier etwas anderes in Frage.

Ich stand selbst vor Kurzen vor der Frage, welche Matratze nun die richtige ist. Und es gibt so viele unterschiedliche Füllungen und Materialien, dass du dich hier auf jeden Fall beraten lassen solltest. Zum Beispiel kommt der Genuss eines Wasserbettes auch nicht für jeden in Frage.

Denn dieses Bett hat schon mal eine große Anforderung an die Räumlichkeiten, ist aber auch nicht unbedingt unterstützend für jeden Schlafkomfort gedacht, weil es immer warm gehalten werden muss, so dass es im Sommer hier unangenehm werden kann.

Auch die Härte der Matratze ist für viele Personen unterschiedlich. Das hängt ein bisschen von der Größe, aber auch vom Gewicht der hier schlafenden Person ab.

Die Schlafposition ist ebenfalls sehr ausschlaggebend für deine Gesundheit. Denn hiermit lassen sich gerade Rücken- und Nackenschmerzen vermeiden. Vielleicht kennst du es auch, wenn du morgens aufwachst und das Gefühl hast, gar nicht richtig geschlafen zu haben, dich völlig verkatert fühlst, ohne einen Tropfen Alkohol am Vorabend genossen zu haben, dein Kopf wummert und dich fiese Rücken- und Nackenschmerzen plagen. Dann hast du sicher die falsche Position für die Nachtruhe gewählt.

Die meisten Menschen schlafen allerdings immer in der gleichen Position. Das trainieren wir uns einfach über die Jahre hinweg so an. Auch wenn wir uns nachts umdrehen, um die Position zu wechseln, kommen wir immer wieder in unsere bevorzugte Position zurück.

Falls du dich im Laufe der Zeit an eine für dich eher ungünstige Schlafposition gewöhnt hast, kann es schon hilfreich sein, das Kissen zu tauschen. Wie oben kurz angemerkt, stand für mich auch neulich die Wahl einer neuen Matratze an.

Ich hatte dieses beschriebene Gefühl jeden Morgen, verbunden mit so starken Schmerzen, dass ich schon zum Frühstück eine Schmerztablette einwerfen musste, um überhaupt in den Tag starten zu können.

Um eine gute Schlafposition beizubehalten, kann es schon helfen, das Kissen zu wechseln, da die gesündeste Schlafposition auf dem Rücken ist. In der Rückenlage werden während des Schlafs der Nacken und der Rücken entlastet. Das hat zum Vorteil, dass der Atem frei fließen kann und nicht behindert wird.

Eine Behinderung des Atemflusses merkt man in der Nacht gar nicht richtig. Er macht sich erst morgens mit einem trockenen Mund, einem Husten oder dem Zwang, sich räuspern zu müssen, bemerkbar. Um das

Schlafen in der Rückenlage zu optimieren, solltest du dich für ein möglichst dünnes und weiches Kissen entscheiden. Hier gibt es schon sehr gute und günstige Kissen, die den Nacken stützen und deinen Kopf in einer optimalen Position zum Schlafen halten. Sicherlich wird es dir in den ersten Nächten sehr schwerfallen, auf dem Rücken liegen zu bleiben.

Denn bis jetzt ist deine Gewohnheit, dich nachts auf die Seite oder auf den Bauch zu legen. Aber um deinen Schlaf zu verbessern, solltest du darauf achten, die Lage auf dem Rücken beizubehalten. Um das für dich einfacher zu gestalten, kannst du deinen Körper mit Kissen stabilisieren.

Sollte der Schlaf in Rückenlage für dich überhaupt nicht denkbar sein, weil du vielleicht schnarchst oder einen zu leichten Schlaf hast, wähle für dich die Seitenlage. Bedenke aber immer, dass die Umgewöhnung auch einige Tage in Anspruch nimmt.

Zusätzlich kann ein Kissen unter den Knien dir helfen, deine Wirbelsäule zu entlasten. Das nimmt Rückenschmerzen, die vielleicht morgens beim Aufwachen unangenehm sein können und dich eventuell auch durch den Tag begleiten.

In der Seitenlage solltest du darauf achten, dass deine Matratze nicht zu sehr durchgelegen ist. Zudem solltest du dann auch ein Kissen wählen, das für den Schlaf auf der Seite gut geeignet ist. Um den Rücken nicht zu sehr zu belasten, solltest du darauf achten, die Knie nicht anzuziehen.

Auch als Erwachsene neigen wir noch dazu, uns in die embryonale Lage zu rollen. Damit du diese Position während des Schlafens beibehalten kannst, kann dich eine zusammengerollte Decke im Rückenbereich unterstützen. Auch hier hilft ein Kissen unter den Knien bzw. zwischen den Knien, um das Becken optimal zu entlasten.

Die Gestaltung des Schlafzimmers

Jetzt haben wir uns Gedanken darüber gemacht, wie du dich am besten bettest, um den optimalen Schlaf für dich zu finden.

Nun sollten wir uns auch dem Schlafzimmer an sich widmen. Denn es ist der Raum, in dem du zur Ruhe kommen sollst. Das Schlafzimmer ist damit vielleicht auch der Raum, der am gesundheitsbewusstesten, entspannendsten und beruhigendsten für dich sein soll. Hier findest du die Quelle, um Kraft zu schöpfen, den neuen Tag wieder angehen zu können.

Dabei müssen wir bedenken, dass sich die Gestaltung des Schlafzimmers über die Jahre sehr gewandelt hat. Früher waren die Schlafkammern sehr spartanisch eingerichtet. Oft schlief die ganze Familie nur in einem Zimmer, manchmal sogar in einem Bett. Heute ist der karge Raum einem persönlichen Rückzugsort gewichen.

Da hat der Charakter des Wohlfühlens eine große Wertung. Denn nur, wenn du dich wohl fühlst, kannst du dich auch dementsprechend entspannen. Zudem wurde in vielen Studien nachgewiesen, dass die Umgebungsgestaltung eine hohe Gewichtung bei der Qualität des Schlafes hat.

Deswegen solltest du dir ausreichend Zeit für die Gestaltung deines Ruheplatzes nehmen und dir Gedanken machen.

Bei der Wahl deines Schlafzimmers solltest du den ruhigsten Raum in der Wohnung oder im Haus aussuchen. Das Schlafzimmer sollte auch nur zum wortdienlichen Zweck, dem Schlafen, genutzt werden.

Ein Arbeitsbereich, ein Fernseher oder eine Leseecke haben hier nichts drin verloren. Dein Körper und deine Psyche sollen Schlaf und Erholung mit diesem Raum identifizieren.

Um in der Nacht gut mit Sauerstoff versorgt zu sein, sollte der Raum eine Belüftung durch ein Fenster haben. Manche Menschen können gut mit offenem Fenster schlafen, andere mögen es lieber mit geschlossenem Fenster.

Damit der Mensch auch durch keine externe Sauerstoffzufuhr gut versorgt ist, sollte der Raum eine Größe von 18 qm pro Person aufweisen. Damit ist dem unschönen Beklemmungsgefühl oder den Kopfschmerzen durch zu wenig Sauerstoff gut entgegen gewirkt.

Atmungsaktive Wandfarbe und eine atmungsaktive Wandverkleidung sind sehr förderlich für den Schlaf. Das verhindert zudem auch, dass sich Schimmel durch zu viel Feuchtigkeit bilden kann. Natürliche Materialien wie Holz oder Stein eignen sich für die Gestaltung des Fußbodens.

Den unteren Teil deines Bettes solltest du nicht als Stauraum nutzen. Denn unter dem Bett muss die Luft zirkulieren können. Aus der Lehre des Fengshui geht hervor, dass unter dem Bett das Chi, die Energie, fließen muss. Durch Stauraum darunter ist dieses behindert.

Umweltfaktoren wie Elektrosmog, geopathische Störzonen, Licht, Umweltgifte und Lärm können den Schlaf beeinträchtigen. Schalte diese Faktoren weites gehend aus. Elektrische Geräte sollten unbedingt im Schlafzimmer vermieden werden.

Darunter fallen auch der Fernseher, der Radiowecker, der an den Strom angeschlossen wird, und die Nachttischlampe. In Neubauten wird heute schon empfohlen, den Stromkreislauf mittels Schalter in der Nacht zu unterbrechen.

Zusätzlich gibt es Dämmstoffe, mit denen die Wände bekleidet werden können, um Strahlung von draußen abzuhalten.

Auch die Fenster lassen sich zu diesem Zweck mit bestimmten Gitterfolien bekleben. Sicherlich gibt es auch Unternehmen in deinem näheren Umkreis, die dich hierzu beraten können. Auch das Aufspüren von Wasseradern und das darauffolgende Ausrichten des Schlafplatzes kann hilfreich sein.

Sowohl im Winter als auch im Sommer ist eine ausgewogene Schlaftemperatur von 16 bis maximal 18° C vorteilhaft. Sicher kennst du es auch, wenn dein Schlafzimmer im Sommer die gleiche Temperatur hat wie der Garten und du dich von einer auf die andere Seite wälzt, um ein kleines Stückchen kühles Laken zu erhaschen. Die Luftfeuchtigkeit sollte im Schlafzimmer zwischen 50 und 60 % sein.

Bei der Wahl des Bettes kannst du dich ganz deinen Vorzügen hingeben. Egal ob ein massives Bett aus vollem Holz oder doch lieber ein Bett aus Polster, Leder oder die Luxusvariante eines Boxspring - Betts.

Lasse deinen Vorlieben ihren Lauf. Die Liegefläche sollte für dich und einen eventuellen Mitschläfer ausreichend bemessen sein. Es gibt Paare, die mögen es gerne, wenn man den anderen während des Schlafes berührt. Andere wiederum fühlen sich dann in ihrer Eigenheit begrenzt und vielleicht auch gestört.

Sprecht deshalb bei der Wahl des richtigen Bettes über eure Vorlieben und Wünsche. Optimal ist eine Mindesthöhe von 35 cm. Dadurch wirst du durch die Staubbelastung in der Bodennähe nicht berührt.

Ein Spiegel neben oder über dem Bett hat für manche Menschen einen ganz besonderen Reiz in schönen Stunden. Jedoch verstärken Spiegel die hochfrequente Strahlung und können somit dem Schlaf schaden. Besser ist es, sie nicht im Schlafzimmer bzw. in der Nähe des Bettes anzubringen.

Am erholsamsten ist es, wenn der Schlafraum abgedunkelt werden kann. Auch zum Mittagsschlaf ist es hilfreich, die Rollos herunterzulassen.

Das Bett stellt in jedem Falle immer den Mittelpunkt des Schlafzimmers dar. Somit ist es das wichtigste Einrichtungselement und sollte daher auch das Maß aller Dinge sein. Du musst das Bett damit aber nicht unbedingt in die Mitte des Raumes platzieren. Hilfreich ist bei der Wahl des Platzes für das Bett, dass du es gut erreichen kannst.

Es sollte also auf dem Weg zu deinem Ort der Träume keine Stolperfallen oder Hindernisse geben. Viele Menschen mögen es auch nicht, wenn das Kopfteil des Bettes in Richtung Tür zeigt. Am besten ist ein frei zugänglicher Ort. Also niemals dicht an einem anderen Möbelstück oder an der Wand.

Es gibt Studien, in denen nachgewiesen wurde, dass Menschen mit dem Kopfteil an einer Wand ruhiger und entspannter schlafen.

Wenn es für dich nicht möglich ist, dein Bett mit dem Kopfteil an die Wand zu platzieren, kannst du hier auch einen stabilen Raumtrenner wählen. Ein Vorhang kann diese Aufgabe nicht übernehmen.

Neben dem Bett gibt es heute natürlich auch noch andere Einrichtungsgegenstände im Schlafzimmer. Beispielsweise gehören hierzu verschiedene Lichtquellen oder Dekorationselemente.

Es ist auch üblich geworden, Schränke und Kommoden im Schlafzimmer aufzustellen. Sie dienen vorrangig als Stauraum, sollen das Schlafzimmer als Ort aber natürlich auch ein wenig ansprechender und gemütlicher gestalten.

Achte bei der Einrichtung darauf, dass du nicht zu viele und kleine Teile aufstellst. Das kann Unruhe verursachen und bringt dich mit einer gestörten Schlafzimmeratmosphäre um den Schlaf.

Ein Kleiderschrank mit Schiebetüren spart enorm viel Platz, im Gegensatz zu einem mit Flügeltüren. Stelle den Kleiderschrank nie am Ende des Bettes auf. Das kann zu beklemmenden Gefühlen führen.

Wenn in deinem Schlafzimmer kein Platz für einen Schrank ist, kann es hilfreich sein, mit einer Kleiderstange zu arbeiten, die hinter einem Vorhang platziert werden kann. Durch das Verstecken schafft man auch gleich Ordnung und Ruhe in optischer Hinsicht.

Weiße und farblose Wände können einen Raum schnell sehr kalt und lieblos wirken lassen. Deswegen greifen viele Menschen zu Farbe, nicht nur an der Wand, sondern auch in Deko-Elementen.

Eine farbige Tagesdecke oder Vorhänge können eine ganz persönliche Note verleihen und einen gewollten Wohlfühlcharakter schaffen. Freundliche und helle Farben geben hierbei immer das Gefühl von Geborgenheit und Ruhe.

Im Schlafzimmer solltest du dich eher für gedeckte Farbkonzepte entscheiden. Das bedeutet auch, dass keine krassen, anregenden oder bedrohlich wirkenden Farben Verwendung finden sollten.

Bei der Farbwahl solltest du eventuell nur ein oder zwei Wände farblich absetzen. Sonst kann es schnell zu viel werden. Das Gleiche gilt auch für die Wahl der Dekoration. Dekoration kann Akzente setzen, sollte den Raum aber nicht überladen.

Hier gilt es, das richtige Maß zu finden. Statt einer großen, hellen und blendenden Deckenleuchte kannst du dich eher für ein paar kleine Lichtquellen im Raum entscheiden. Sie verströmen ein angenehmes Licht und lassen es wohnlicher und wohliger werden.

Ganz klare Tabus sind also Neon-Leuchtmittel.

Wie oben schon einmal erwähnt, sollten alle elektrischen Geräte, also auch der Fernseher, aus dem Schlafzimmer verschwinden. Sie geben im Stand-By-

Modus auch noch Signale von sich und können durch kleine rote Leuchtdioden den Schlaf stören.

Die richtige Gestaltung deines Schlafzimmers kann also entscheidend sein, wenn es um einen ausgewogenen und erholsamen Schlaf geht. Neben dem Bett, welches immer auf deine individuellen Bedürfnisse angepasst werden sollte, gehört auch die Auswahl des Drumherums zu einem guten Schlafambiente dazu. So kannst du an deinem persönlichen Ort der Ruhe den Alltagsstress hinter dir lassen und schnell regenerieren und Kraft tanken, bevor der nächste Tag wieder anbricht.

Homöopathie zum Einschlafen

Unser Schlaf ist genauso wie das Essen und Trinken eine lebensnotwendige Angelegenheit.

Für eine schlaflose Nacht kann es unterschiedliche Ursachen geben. Beispielsweise eine zu üppige und zu späte Mahlzeit, der Genuss von einer Vielzahl milchhaltiger Speisen kurz vor dem Schlafen oder aber auch der Genuss von Alkohol am Abend.

Der oft empfohlene Schlummertrunk vor dem Einschlafen ist zwar sehr verbreitet, hilft auch sicher beim Einschlafen, sorgt aber in der Nacht für ein häufiges Aufwachen. Auch auf die Zigarette vor dem Schlafen solltest du verzichten, denn die wirkt anregend. Neben diesen Dingen, die du einfach weglassen kannst, gehört Stress mit zu den größten Auslösern für schlaflose Nächte.

Denn oft kreisen die Gedanken immer wieder in Schleifen um berufliche oder familiäre Themen. Auch Gefühle wie unterschwelliger Ärger, Angst und Kummer lassen einen dann nicht zur Ruhe kommen. Wenn dann auch noch wenig Zeit für sich selbst dazukommt, kann dies zu innerer Anspannung führen, die den Schlaf ebenso stört.

Wenn du Schwierigkeiten beim Einschlafen hast, ist ein kleines schlafförderndes Ritual zur Entspannung sicherlich hilfreich. Schon Großmutter wusste, was bei Problemen, in den Schlaf zu finden, helfen kann. Überlieferte Rezepte sind hier beispielsweise ein Glas warme Milch, ein warmes Bad oder eine Massage der Füße.

Nicht zuletzt können aber auch pflanzliche Nahrungsergänzungsmittel oder homöopathische Präparate helfen, den Schlaf zu fördern.

Bekannte Substanzen sind hier beispielsweise Baldrian und Hopfen, aber auch die Passionsblume drängt sich hier immer mehr in den Vordergrund.

Schlafstörungen können viele Ursachen haben. Eine homöopathische Selbstmedikation oder die Anwendung allgemeiner Maßnahmen kann helfen, kurzfristig wieder in den Schlaf zu führen. Wenn die Problematiken aber über längere Zeit vorhanden sind und unverändert regelmäßig fortbestehen, rate ich dir von einem Selbstversuch ab. Hier solltest du auf jeden Fall einen Arzt oder Heilpraktiker zurate ziehen.

Für dich kann es hilfreich sein, eine Grunderkrankung zu diagnostizieren oder ausschließen zu können. Dies gilt vor allem, wenn die Schlaflosigkeit als Folgeerscheinung einer anderen Erkrankung auftritt, wie zum Beispiel einer Konzentrationsstörung, Problemen in der Leistungsfähigkeit, körperlichen Begleitphänomenen oder einer Depression.

Arnica:

ein Präparat mit Arnica kann angewandt werden, wenn Betroffene nach schwerer, vielleicht ungewohnter körperlicher Belastung nicht in den Schlaf finden können. Meist ist der Betroffene zu müde und zu erschöpft, um einfach einschlafen zu können, und verspürt sogar Schmerzen in den Gliedern, die einem Muskelkater ähneln. Dies ist meist Folge der erwähnten Anstrengung. Diese Gefühlslage kann begleitet sein von der Wahrnehmung, die Matratze wäre zu hart und man müsse sich immer wieder ständig in eine neue Schlafposition begeben.

Ignatia:

akuter Kummer, zum Beispiel Liebeskummer, kann genau wie auch eine menschliche Enttäuschung für Schlaflosigkeit sorgen. Der Betroffene hat das Gefühl, seine Welt sei von jetzt auf gleich völlig zerstört worden. Meist ist diese Einschätzung von einer Fassungslosigkeit begleitet, die oft vom Betroffenen in Stöhnen und Seufzen oder stillem Vor–sich–hin–Leiden begleitet ist. Körperlich beschreibt der Betroffene vielleicht Gefühle wie einen Kloß im Hals, eine Empfindung wie eine schwere Last, die auf ihm liegt, oder ein beklemmendes Gefühl im Brustkorb. Hier kann Ignatia helfen, in den Schlaf finden.

Nux vomica:

Es gibt Tage, da erlebt der Betroffene viel Stress und große Anstrengung. Da fällt es schwer, am Abend die Gedanken abschalten zu können. Aber auch gerade nach einer großen Feier mit viel schwerem Essen und viel Alkohol kann der Organismus immer noch sehr belastet sein. Wenn der Betroffene einschlafen kann, ist er meist gegen 3 oder 4 Uhr nachts wieder wach und kann nicht wieder einschlafen. Das Gefühl des verhinderten Schlafes kann oft mit Sodbrennen verbunden sein. Am nächsten Morgen ist der Betroffene dann oft unausstehlich, gereizt und überempfindlich. Störungen jeglicher Art können von ihm nicht toleriert werden.

Argentum nitricum:

Jeder kennt Abende, wenn am nächsten Tag ein wichtiger Termin oder eine Prüfung bevorsteht.

Da ist nicht viel an Schlaf zu denken. Befürchtungen und Ängste plagen den Betroffenen. Er könnte versagen, hat sich vielleicht nicht richtig vorbereitet oder andere Sorgen tragen ihn durch den Abend.

Betroffenen kann es in dieser Situation helfen, mit vertrauten Freunden oder der Familie zu sprechen. Oft treten in dieser Konstellation psychosomatische Probleme wie Durchfall, Übelkeit oder Zittern auf. Zusätzlich zu Argentum nitricum kann Wärme oder Kälte hilfreich sein.

Jedes homöopathische Mittel ist ein Eingriff von außen in den Organismus. Deswegen solltest du bei jedem Einsatz abwägen, ob es notwendig ist. Sie bieten zudem keine Dauermedikation und ersetzen keine Diagnose.

Kurzfristig eingesetzt können sie dir in einer Phase eine
gute Hilfe bieten, jedoch nicht auf lange Sicht.

Welchen Einfluss hat die Ernährung auf meinen Schlaf?

Das Aktivitätslevel des Organismus ist sehr abhängig davon, welche Nahrung wir ihm zuführen. Einige Lebensmittel können den Schlaf begünstigen, und andere sorgen eher dafür, dass wir wach bleiben. Es gibt sogar Nahrungsmittel, die den Puls und den Blutdruck senken, sie kurbeln den Stoffwechsel nicht an und sorgen damit dafür, dass du gut und ungehindert schlafen kannst.

Wiederum können andere Nahrungsmittel dafür verantwortlich sein, deinen Körper in ein höheres Aktivitätslevel zu bringen und dir damit das Schlafen zu erschweren. Hier folgen einige Beispiele für dich, wie du mit Hilfe der Ernährung deinen Schlaf begünstigen kannst.

Das beste Einschlafmittel, noch aus der Überlieferung meiner Oma, ist die warme Milch mit Honig. Denn das Kalzium hat eine beruhigende Wirkung auf deinen Körper.

Damit hilft es deiner Muskulatur, sich entspannen zu können, und wirkt nervlicher Anspannung entgegen. Außerdem ist die Milch ein guter Lieferant an Eiweiß, welches noch zusätzlich beruhigend wirkt. Der Honig in der Milch soll ebenfalls eine schlaffördernde Wirkung für deinen Organismus haben.

Natürlich sollte er am Abend nur in Maßen genossen werden. Um die körpereigene Produktion von Melatonin noch zu steigern, kannst du deiner Milch noch Mandeln und Zimt hinzufügen.

Tees sind wohlschmeckend und bekömmlich. Es gibt auch wunderbare Kräuter, die dir eine gute Unterstützung geben können, um dich ins Land der Träume zu geleiten.

Dabei sind die Wirkungsweisen der Pflanzen schon seit Jahrhunderten bekannt und überliefert. Mittlerweile gibt es auch genügend Studien und Tests, die die Wirkung nachgewiesen haben.

Sie können einschläfernd, aber auch beruhigend und stabilisierend auf die Stimmung und die Nerven wirken. Empfehlenswerte Kräuter sind hier Hopfen, Baldrian, Melisse, Lavendel, Kava, Johanniskraut oder Passionsblume. Wenn du Schlafstörungen hast, solltest du grüne und schwarze Tees vermeiden. Sie enthalten genau wie Kaffee und Cola schlafhinderliches Koffein.

Bananen können deine Neurotransmitter positiv beeinflussen. Denn in der Banane ist viel Tryptophan enthalten.

Das erhöht den körpereigenen Serotoninspiegel. Dieser keine, aber feine Stoff wirkt stimmungsaufhellend und spannungslösend.

Damit kannst du ganz leicht in den Schlaf gleiten und die Qualität dessen auch noch erheblich verbessern. Sonnenblumenkerne und Cashewkerne enthalten auch große Mengen Tryptophan.

Immer mehr Menschen setzen für ihre Gesundheit auf verschiedene Ernährungsformen. Die Trennkost empfiehlt hierbei morgens eine kohlenhydratreiche Ernährung und abends eine eiweißreiche Ernährung.

Die These ist, dass Eiweiß die nächtliche Insulinproduktion nicht ankurbelt und das wiederum die Einlagerung von Fetten begünstigt. Das erfolgsbringende Ergebnis ist dabei allerdings umstritten. Andere Ärzte und Forscher hingegen vertreten die Meinung, dass eher komplexe Kohlenhydrate, wie beispielsweise Vollkornbrot und Kartoffeln, Serotonin freisetzen und damit einen ruhigen und entspannenden Schlaf fördern.

Der Genuss von Alkohol sollte sich in Maßen halten. Obwohl der Genuss dessen die meisten Menschen müde macht, hat ein höherer Alkoholkonsum eher einen gegenteiligen Effekt. Bier hat neben dem Alkohol auch einen hohen Gehalt an Hopfen.

Dieser hat eine sehr beruhigende Wirkung. Beim Genuss von Bier solltest du darauf achten, dass es nicht zu kalt ist. Denn sonst muss der Körper Energie aufwenden, um es auf Körpertemperatur zu bringen. Du solltest nicht mehr als 300 Milliliter Bier an einem Abend trinken.

Es gibt hier auch alkoholfreie Varianten, die oft auch nicht so viele Kalorien aufweisen. Im Rotwein sind neben dem Alkohol auch einige Stoffe enthalten, die eine beruhigende Wirkung auf dich haben. Inhaltsstoffe wie beispielsweise Phenole, Farbstoffe und Tannine wirken spannungslösend.

Denn gerade Spannungszustände sind oft der Grund für Schlafprobleme. Du solltest den Rotwein aber auch nur in Maßen genießen. Als Faustregel gilt hier nicht mehr als 200 Milliliter. Zum Einschlafen solltest du allerdings nicht zu Weißwein oder Sekt greifen. Diese wirken nicht schlaffördernd, sondern eher anregend.

Zitrusfrüchte können ebenfalls für Schlafstörungen sorgen. Denn sie sind unmittelbar vor dem Schlafengehen echte Stimulanzien. Gerade die Fruchtsäure, das Vitamin C, pusht den Kreislauf. Der Körper muss bei Säurezufuhr einige Mechanismen in Gang setzen, damit der pH-Wert wieder gesenkt wird.

Fett und Zucker müssen mit viel Anstrengung vom Körper verdaut werden. Das hat zur Folge, dass der Kreislauf wieder verstärkt arbeiten muss.

Ebenfalls signalisiert ein hoher Blutzuckerspiegel dem Körper, dass der Stoffwechsel angekurbelt werden muss.

Die gelieferte Energie muss umgesetzt und abgearbeitet werden. Entweder du verbrennst sie durch Bewegung, oder aber dein Körper lagert sie ein und setzt sie in Fettzellen um. Deswegen solltest du fettreiche und zuckerreiche Lebensmittel vor dem Schlafen unbedingt meiden.

Deine letzte Mahlzeit solltest du mindestens zwei Stunden vor dem Zubettgehen einnehmen. Optimaler ist es, wenn zwischen dem Abendbrot und dem Schlafen vier Stunden liegen.

Denn sonst ist der Körper noch zu sehr mit der Verdauung beschäftigt und kann noch nicht an die Nachtruhe denken. Wenn du gar keine andere Möglichkeit hast, deine Mahlzeiten an deinen Schlaf zeitlich anzupassen, solltest du die Menge bzw. die Portionsgröße und nährstoffliche Zusammensetzung entsprechend wählen.

Aber genauso wie eine zu schwere und späte Mahlzeit schlecht für den Schlaf ist, ist auch das Hungergefühl schlecht für den Schlaf. Deswegen ist ein kleiner Snack gerne vor dem Zubettgehen erlaubt.

Eine gute Wahl sind hier Studentenfutter, Mandeln oder kleine Nüsse. Auf zuckerreiche Naschereien wie Schokolade oder Gummibärchen solltest du hier eher verzichten. Sie enthalten viel Zucker und können den Blutzuckerspiegel wieder in die Höhe treiben.

Nach ein paar Stunden fällt er dann allerdings wieder rapide ab, was mitten in der Nacht zu einer Unterzuckerung führen kann und dann in der Folge Durchschlafprobleme macht.

Einige Menschen greifen gerne am Abend zu Rohkost oder Salat. Es ist leicht und hat wenig Kalorien. Doch leider ist das nicht für jeden geeignet. Denn es kann bei sehr empfindlichen Personen zu Unwohlsein und Blähungen führen.

Das raubt dann dem ein oder anderen den Schlaf. Wer nicht auf Gemüse verzichten mag, sollte es dünsten oder dämpfen. Warm oder lauwarm ist es mit einem leichten und gesunden Öl ein echter Leckerbissen.

Einschlafhilfen

Der Problem-Zettel

Sicherlich liegst du auch mitunter am Abend im Bett und kommst mit deinen Gedanken einfach nicht zur Ruhe. Gedanken des Tages, aber auch Gedanken der Vergangenheit oder der Zukunft schwirren dir noch durch den Kopf. In diesem Fall ist es hilfreich, wenn du dir vor dem Schlafengehen schon einen Zettel bereitlegst und alle Gedanken, die dir so im Kopf umherwandern, aufschreibst.

Dieser Zettel kann auch gut von dir neben deinem Bett platziert werden. So hast du jederzeit die Möglichkeit, aufkommende und störende Gedanken aufzuschreiben. Denn nur, was aus deinem Kopf heraus ist, und notiert ist, kann von dir zu einem anderen Zeitpunkt abgearbeitet werden.

Mit dem Aufschreiben gibst du deinem Gehirn auch automatisch das Signal, dass es fest an einem sicheren Ort ist und sich das Gehirn nun dem Schlaf widmen kann. Aus dem Kopf, aus den Gedanken.

Gedanken wegspülen

Eine andere Methode, die der obigen ein bisschen ähnelt, ist es, Gedanken einfach wegzuspülen. Eine heiße Dusche am Abend ist sehr entspannend. Mit diesem reinigenden Ritual kannst du auch hervorragend alle Gedanken des Tages einfach fortspülen.

Manchmal gibt es belastende Gespräche mit dem Partner oder der Partnerin am Abend, mit denen man dann ins Bett geht. Auch diese lassen sich wunderbar unter der Dusche wegspülen. Lasse das Wasser sie dir einfach von dir abspülen. Sie fließen die Rohre entlang, kommen in die Kanalisation und werden dort aus dem System herausgefiltert und als „belastender Sondermüll" entsorgt.

Vielleicht neutralisieren sich die negativen Energien ja aber auch mit dem Wasser und verpesten nicht noch die Meere.

Lasse Lösungen wachsen

Befasse dich vor dem Schlafengehen nicht noch absichtlich mit Problemen oder negativen Dingen.

Es gibt einen sehr guten Ausspruch, der besagt, dass das Reden über Probleme nur Probleme wachsen lässt. Das Reden über Lösungen lässt Lösungen wachsen.

Meint vielleicht auch, dass du dich gerade am Abend mit schönen und nicht aufreibenden oder belastenden Dingen beschäftigen solltest. Schaue dir einen schönen Film an, oder lies ein Buch, was dir emotionale Leichtigkeit gibt. Auf dem Markt gibt es auch viele Bücher, die schöne Sinnsprüche enthalten und das Herz ein bisschen frei machen.

Denn wenn du dich in Gedanken immer nur um deine Probleme kümmerst, hängst du in einer unendlichen Schleife fest.

Dein Verstand möchte diese Probleme dann einfach gerne festhalten, weil sie quasi schon zu einem Teil von dir geworden sind.

Achtsamkeitsmeditation

In der Achtsamkeit wirst du dir selbst wieder ein Stückchen mehr bewusst. Einige Menschen starten schon mit einer Achtsamkeitsmeditation in den Tag.

Wenn aber für dich die Anforderungen über den Tag zunehmen und du diesen nicht mehr gerecht wirst, kann am Abend die richtige Zeit der Praktik sein. Achtsamkeitsmeditation entspannt dich und löst Probleme.

Aber auch Ablenkungen können dafür sorgen, dass du nicht richtig in den Schlaf kommst. Ablenkungen erzeugen innere Unruhe. In der Achtsamkeitsübung begegnest du dem Hier und Jetzt. Das hat nichts mit einer spirituellen Praxis zu tun.

Genieße einfach den Moment. Sei ganz bei dir, hier und jetzt. Das ist schon das Geheimnis der Achtsamkeit.

Du kannst es schaffen, anzukommen und dein Leben ganz bewusst wahrzunehmen, statt es einfach nur wahllos an dir vorbeiziehen zu lassen.

Das Leben ist dabei immer für eine Überraschung gut. So sehr wir uns auch bemühen, für das Leben Pläne zu machen, es können immer wieder Dinge unvorhergesehen passieren, die alles durcheinanderbringen.

Diese kannst du nicht ändern, aber du kannst ändern, wie du diesen Problemen begegnest und wie du mit ihnen umgehst. Achtsamkeit bedeutet nicht, unbedingt eine Lösung zu finden und sich dauerhaft den Kopf zu zerbrechen. Im Gegenteil. Achtsamkeit heißt, alles Unveränderliche anzunehmen.

Du kannst dir die ganze Nacht über den morgigen Tag Gedanken machen und tausend Mal das bevorstehende Gespräch mit deinem Chef bedenken.

Diese Grübeleien ändern aber nichts an der bevorstehenden Situation. Durch deine Grübeleien kannst du darauf keinen Einfluss nehmen.

Das Einzige, was du damit sicher beeinflusst, ist, dass deine Gedanken dich vom Schlaf abhalten, und du morgen nicht ausgeschlafen und fit bist. Und gerade das wolltest du ja eigentlich verhindern.

Wenn du die Praxis der Achtsamkeit für dich gut eingeübt und verinnerlicht hast, lernst du es sicherlich auch bald, loslassen zu können. Dieser Prozess wächst mit der Ausübung der Achtsamkeit. In der heutigen Gesellschaft sind wir an einem Punkt angekommen, an dem wir immer höher, schneller und weiter wollen.

Wir setzen uns damit immer mehr der eigenen Kritik aus. Stellen uns Anforderungen unter falschem Ehrgeiz und merken, dass wir das, was wir von uns erwarten, eigentlich gar nicht schaffen können.

Aber keiner möchte sich diese Schwäche eingestehen. Loszulassen und achtsam zu sein bedeutet als auch, Ziele nicht zwanghaft zu verfolgen, sondern Situationen, in denen man scheitert, anzuerkennen und sie einfach zu akzeptieren.

Ohne sich dafür Vorwürfe machen zu müssen. Das Leben verläuft nicht immer nach dem Plan, den wir uns gesetzt haben. Wir müssen lernen, dies zu akzeptieren, wenn wir uns glücklicher und entlasteter fühlen möchten.

Atemtechniken

Die Entspannung des Atems ist ein wesentlicher Bestandteil, um dich schnell entspannen zu können und deine Fokussierung auszurichten.

Gerade Atemtechniken eignen sich zur Entspannung sehr gut, weil sie schnell erlernbar und wirkungsvoll sind. Achte einfach auf deine Atmung und beobachte, wie du dabei immer ruhiger und entspannter wirst.

Atme durch deine Nase und zähle dabei bis vier. Halte den Atem an, zähle dabei bis vier. Atme durch den Mund aus, zähle dabei bis vier.

Auch das Zählen der Atemzüge an sich ist sehr beruhigend und entspannend. Zählen die Atemzüge, bis du bei 50 angekommen bist.

Dann kannst du deine Atemzüge von 50 wieder runterzählen. So lange, bis du eingeschlafen bist. Solltest du irgendwann mal aus dem Takt kommen, fange einfach wieder von vorne an.

Wenn du einatmest, spanne dabei so viele Muskeln deines Körpers an, wie du nur kannst. Halte deinen Atem kurz an sowie die Anspannung in den Muskeln. Lasse mit dem Ausatmen aus dem Mund alle Muskeln wieder ganz locker.

Um dich während des Einschlafens zu beruhigen, kannst du auch einfach nur deine Hände auf den Bauch legen. Beobachte dabei ein paar Atemzüge lang, wie die Atmung durch die Nase einströmt und durch den geöffneten Mund wieder ausfließt.

Du kannst dir vorstellen, wie dein ganzer Körper mit Sauerstoff versorgt wird. Jede einzelne Zelle deines Körpers wird durch die roten Blutkörperchen mit Sauerstoff versorgt.

Mit deinen Händen spürst du, wie sich deine Bauchdecke hebt und senkt. Beobachte einfach nur ganz achtsam, ohne verändern zu wollen. Nur atmen.

Die Durchschlafstörung

Anders, als am Abend nicht richtig einschlafen zu können, geht es Menschen, die nachts aufwachen und dann nicht wieder einschlafen können.

Die Durchschlafstörung ist, genau wie die Einschlafstörung, eine der häufigsten Schlafstörungen. Die Betroffenen schlafen dabei meist gut ein, werden dann aber in der Nacht wach und finden einfach nicht wieder in den Schlaf.

Wer in der Nacht wach wird, konzentriert sich meist nur auf die Wachphase und findet dann nicht wieder in den Schlaf hinein. Oft spielen auch Sorgen eine Rolle, die häufig während des Wachliegens hochkommen. Oft sind es aber auch Sorgen, die sich um das Schlafverhalten drehen, wie durch die Wachphase nicht genügend Schlaf zu bekommen und dann unausgeschlafen und nicht fit für den Tag zu sein.

Dabei leiden nicht nur Erwachsene, sondern auch Kinder sowohl an Ein- als auch an Durchschlafstörungen.

Eine Definition der krankhaften Durchschlafstörung ist dann gegeben, wenn du über einen längeren Zeitraum mehrmals in der Woche nachts wach wirst und dann nicht mehr einschlafen kannst. Dabei ist das Aufwachen bzw. Wachwerden an sich nicht das Problem.

Es fehlt die anschließende Einschlafphase. Das Wachliegen sorgt für eine enorme Beeinträchtigung der Schlafqualität. Daraus resultieren dann natürlich noch weitere Probleme für die Betroffenen.

Am nächsten Tag leiden die Menschen meist unter Müdigkeit, Konzentrationsproblemen, Antriebslosigkeit, Leistungsschwäche, Anspannungen und Gereiztheit, herabgesetzte Reaktionsfähigkeit und Unlust bis hin zu einer leichten depressiven Stimmung.

Dabei sollten wir nicht außer Acht lassen, dass Schlafstörungen, sei es als Ein- oder Durchschlafstörung, auch ein Symptom der Depression sein können.

Durchschlafstörungen können bei Erwachsenen, aber gerade auch bei Kindern, der Ausdruck von physischen oder psychischen Problemen sein.

Das können Ängste, Albträume, unverarbeitete Erlebnisse, aber auch Erkrankungen sein. Wenn Kinder leiden, leidest auch du als Elternteil unter der Schlafstörung deines Kindes und wirst wahrscheinlich früher oder später die gleichen Symptome entwickeln.

Solltest du die Vermutung haben, an einer Schlafstörung zu leiden, solltest du dir ein Tagebuch anlegen, um dein Schlafverhalten zu protokollieren.

Schreibe dir dafür auf, wann du einschläfst, wann du am nächsten Morgen wach wirst und wie oft und wie lange du in der Nacht wach bist und nicht wieder in den Schlaf finden kannst.

Deine Verfassung am nächsten Morgen solltest du dir ebenfalls in einer separaten Spalte mit notieren. Dieses Tagebuch kannst du als Grundlage mit zu einem Arzt nehmen, um ihm deine Schlafprobleme darlegen zu können.

Durchschlafstörungen können gut behandelt werden. Oft ist es schon ein Anfang, wenn du ein paar kleine Dinge, wie beispielsweise deine Schlafhygiene, Verhaltensweisen und Gewohnheiten veränderst.

Ob Medikamente zur Behandlung deiner Schlafstörung notwendig sind, muss letztendlich ein Arzt oder ein Heilpraktiker entscheiden. Eine alleinige Medikation mit frei verkäuflichen Schlafmitteln solltest du sehr gut abwägen. Schlafmedikamente können abhängig machen und kommen für eine langfristige Behandlung nicht in Frage.

Schlafmedikamente können auch unangenehme Wechselwirkungen mit anderen Medikamenten haben, die du sonst nimmst.

Du solltest auch, sofern du Medikamente nimmst, dich von deinem Arzt oder Apotheker beraten lassen. Medikamente haben neben ihrer gewollten Wirkung unangenehme Nebenwirkungen, die eben auch die Schlafprobleme sein können.

Sollten Stress und psychische Belastungen der Grund für deine Schlafstörungen sein, solltest du dir Gedanken darüber machen, wie du diese aus der Welt schaffen kannst. Manchmal können schon klärende Gespräche mit vertrauten Menschen helfen. In schweren Situationen bedarf es hier professioneller Hilfe. Da kann ein Psychologe oder Psychotherapeut helfen.

Eine erste Hilfe gegen das nächtliche Aufwachen kann sein, dass du dein Zimmer herunterkühlst. Studien haben gezeigt, dass Menschen bei kühleren Temperaturen besser einschlafen können und das Aufwachen oft ein Ergebnis von zu viel Hitze ist.

Wenn du in der Nacht aufwachst, mache einfach das Rollo ein Stück hoch und öffne das Fenster. Um den Effekt der Klimatisierung noch zu verstärken, kannst du dich auch ein paar Minuten an das geöffnete Fenster stellen und atmen. Hierzu eignen sich auch die oben aufgeführten Atemtechniken.

Probiere verschiedene Entspannungstechniken aus. Du kannst dich dafür in Achtsamkeits- oder auch in verschiedenen Atemübungen probieren.

Dieses können dir helfen, zu entspannen und dann wieder einzuschlafen. Es gibt auch noch andere Entspannungstechniken zum Beispiel autogenes Training und progressive Muskelentspannung. Beim autogenen Training führst du dir Autosuggestionen wie in einer Art Hypnose vor.

Es gibt Formelhaftes zu Wärme und Schwere von Armen und Beinen, ruhiger und gleichmäßiger Atmung, ruhigem und gleichmäßigem Herzschlag, einem warmen Sonnengeflecht und einem ruhigen und kühlen Kopf.

Bei der progressiven Muskelentspannung spannst du nach und nach immer wieder verschiedene Muskelgruppen an, hältst diese Anspannung und lässt dann wieder los.

Die An-und Entspannung lässt sich auch sehr gut mit dem Atem koppeln. Um diese Entspannungsverfahren in der Nacht zu praktizieren, kann es für dich hilfreich sein, eine CD oder eine Audiodatei mit Kopfhörern zu verwenden.

Solltest du dir das Bett oder dein Schlafzimmer mit jemandem teilen, empfehle ich dir, dies auf jeden Fall mit Kopfhörern zu tun. So wird der Schlaf deines Schlafpartners nicht gestört.

Das nächtliche Aufwachen kann oft eine Folge von quälenden Gedanken sein. In dieser Situation ist es hilfreich, wenn du dir diese Gedanken aufschreibst. Du kannst diese stichwortartig als Liste machen oder aber auch als Fließtext.

So kannst du deinem Gedankenkreisen ein Ende machen. Wenn du deine offenen Aufgaben oder Gedanken aufgeschrieben hast, können sich Stress und Anspannung lösen. Somit kannst du das Wichtigste nicht vergessen.

Wenn du gegen Mitternacht aufwachen solltest oder aus dem Schlaf regelrecht hochschreckst, kann dies auch ein Gefühl des Hungers sein. Oft ist es nicht so einfach, den richtigen Zeitpunkt für das Abendessen herauszufinden.

Manchmal sind auch Termine und äußere Gegebenheiten schuld daran, dass das Abendessen schon früher stattgefunden hat. Dann könntest du in der Nacht schon wieder hungrig sein. Probiere einfach mal aus, etwas zu essen. Mit einem kleinen Mitternachtssnack als sofort-Tipp sollten Kopf und Bauch wieder zur Ruhe kommen.

Wir haben uns an die Zeiten des immer verfügbaren, elektrischen Lichts gewöhnt. Deswegen ist der Griff zum Lichtschalter auch mitten in der Nacht das Mittel zur Wahl, wenn wir nicht schlafen können.

Diese Tendenz, das Licht einzuschalten, solltest du allerdings umgehen. Jedes bisschen Licht beeinflusst den natürlichen Rhythmus deines Körpers. Durch das Eintreffen von Lichtstrahlen wird die Produktion des körpereigenen Schlafhormons sofort unterbrochen. Solltest du dennoch unbedingt Licht benötigen, suche dir eine sehr gedämpfte Lichtquelle.

Manche Lichtarten besitzen auch einen Blaufilter. Denn diese besondere Strahlungsart macht uns wieder wach. Blaustrahlen enthält übrigens auch jedes elektrisch betriebene Display. Darunter fallen Tablets, Handys, Laptops und Fernseher.

Diese solltest du auf jeden Fall meiden, wenn du in der Nacht wach werden solltest. Eine kleine Kerze am Nachtisch kann ebenfalls eine gute Lichtquelle sein. Kerzenlicht wird von vielen als entspannend und beruhigend empfunden. Du solltest nur darauf achten, dass du die Kerze ausmachst, wenn du wieder schlafen gehst.

Wenn du schon länger unter Schlafstörungen leidest, setzt du dich wahrscheinlich jede Nacht selbst unter einen großen Druck, wieder einschlafen zu müssen. Klar, jeder möchte gerne am nächsten Morgen wieder fit und leistungsbereit sein.

Das kann einen zusätzlichen, sehr großen Druck auslösen und mit der Zeit zu einer regelrechten Angst vor dem Schlafen werden. Um dir selber den Druck zu nehmen, könntest du deine Aufwachzeit am Morgen verlängern.

Schlafe eine Stunde länger, verschiebe deinen Arbeitsstart, wenn du kannst, ein wenig nach hinten. Im schlimmsten Falle nimm dir für ein paar Tage Urlaub, bis du sicher wieder Schlaf findest. Mit der Zeit kann sich der Körper auch ein falsches Schlafverhalten antrainieren. Das dauert dann etwas, bis du deinen Körper umerziehst.

Sorgen abgewöhnen

Viele Menschen erleben Sorgen und Grübeleien als eine sehr starke Einschränkung in ihrem Leben. Sie können uns unsere gesamte Lebensfreude nehmen und eine seelische oder körperliche Belastung für uns werden.

Schon beim Aufwachen erleben diese Menschen ihre Sorgen als finstere Befürchtung, die sich dann durch den ganzen Tag zieht. Eine Bekannte von mir beschrieb ihre täglichen Sorgen fast wie einen Schatten ihrer selbst, der sie immer und überall hin verfolgte.

Du denkst vielleicht immer an das Schlimmste, musst dir zwangsweise diese Gedanken um deine Zukunft machen, weil du dich sonst für verantwortungslos und leichtfertig hältst, kannst gar nicht im Hier und Jetzt sein, weil deine Gedanken sich immer um deine Zukunft bewegen, du bist nicht spontan und musst vieles vorplanen und möchtest immer auf Nummer sichergehen und wägst jedes Risiko für dich ab.

Hinzu kommt, dass du wenig Vertrauen in deine eigenen Fähig- und Fertigkeiten hast. Vielleicht hast du schon morgens eher das Bedürfnis, im Bett liegen zu bleiben, als den Tag zu beginnen.

Als menschliche Spezies haben wir die Möglichkeit, unsere Zukunft bewusst in Gedanken planen zu können. Das ist erst einmal ein sicherer und großer Vorteil. Das Vorausdenken ermöglicht uns, gewisse Vorsorgen für die Zukunft zu sichern.

Gerade Versicherungen und Sicherheitsfirmen leben davon, dass wir uns in Sorge vor dem Schlimmsten wägen, und möchten uns immer für den Ernstfall absichern. Das Ausmalen von abstrusen Fantasien und Befürchtungen kann uns in ungeheure Welten führen. Diese sind gerade für Autoren die Grundlage, uns in erdachte Welten zu entführen und die Wirklichkeit in den Hintergrund treten zu lassen.

Als Sorgen können uns diese Vorstellungen auch Kraft rauben und uns jegliche Energie nehmen. Sorgen sind in der Definition Gedanken und Phantasien, die sich um mögliche Gefahren kreisen.

Meist stellt sich dabei immer die Frage „Was wäre, wenn …?" und daraus resultieren Gedankenkatastrophen. Das Eintreffen eines bestimmten Ereignisses wäre schrecklich und vielleicht auch gar nicht zu ertragen. Die Folge unserer Sorgen ist, dass wir durch die Gedanken unseren Körper in Angst und Schrecken versetzen.

Diese Beunruhigung führt dazu, dass sich die Muskeln anspannen, die Atmung und der Herzschlag schneller werden und sich unser Stoffwechsel verändert. Das Gehirn kann nicht unterscheiden, ob wir uns diese Situation gerade in Gedanken ausmalen, oder ob gerade etwas tatsächlich passiert.

Wenn wir uns also über Katastrophen, die in der Zukunft passieren mögen, Gedanken machen, reagiert unser Körper darauf, als wäre es jetzt bereits eingetroffen.

Er macht uns kampf- oder fluchtbereit. Bei unseren Vorfahren waren genau diese Mechanismen notwendig, um sie vor Gefahren zu schützen. Du bringst deinen Körper mit den Sorgen sehr häufig in einen Alarmzustand.

Erkennst du dich in diesem Konstrukt wieder? Du sitzt in einem Schaukelstuhl und schaukelst, kommst aber nicht voran? Dann solltest du dir mal die Frage stellen, ob du übernatürliche Kräfte besitzt, mit denen du nur durch Gedanken die Naturgesetze außer Kraft setzten kannst?

Kannst du mit deinen Sorgen den Verlauf der morgigen Besprechung verändern?

Kannst du mit deinen Sorgen verhindern, dass dein Partner einen Unfall mit dem Auto hat? Kannst du durch deine Sorgen um deinen Arbeitsplatz wirklich verhindern, dass du nicht entlassen wirst?

Wenn ja, dann bist du eine sehr einflussreiche und mächtige Person, wenn du nur durch deine Gedanken solche Dinge verändern und verhindern kannst.

Sich Sorgen um Ereignisse zu machen, deren Eintreffen eher unwahrscheinlich ist und wir eh nicht beeinflussen können, kostet uns nur unnötig Zeit und Energie.

Wenn wir uns aber Sorgen machen, um vorzusorgen und damit Gefahren vermeiden zu können, dann lösen sich meist mit dem Treffen der Vorsorge auch die Sorgen an sich auf.

Durch das Phänomen der selbsterfüllenden Prophezeiung treffen meist mit Sicherheit die Dinge ein, über die wir uns die ganze Zeit Gedanken und Sorgen machen.

Dabei drehen sich unsere sorgenvollen Gedanken immer nur im Kreis um die vermeintliche Katastrophe. Es gibt kaum einen Platz für andere Gedanken.

Um dieses Sorgen-Karussell zu durchbrechen, musst du es dir bewusst machen, es anhalten und hinterfragen und es durch zuversichtliche Gedanken ersetzen.

Es gibt ein altes Sprichwort: „Du kannst nicht verhindern, dass die Vögel der Sorge und des Kummers über deinem Haus kreisen, aber du kannst verhindern, dass sie in deinem Haus Nester bauen und sich niederlassen."

Du kannst nicht verhindern, dass du vielleicht so veranlagt bist, dass du dir immer wieder besorgniserregende Gedanken machst und diese unwillkürlich in dir auftauchen.

Doch du kannst dich bewusst dafür entscheiden, ob du den Sorgen einen Raum gibst oder nicht. Heiße dazu deine Sorgen willkommen.

Es ist in Ordnung, dass sie da sind. Sie möchten dich warnen und dich unterstützen. Lasse sie da sein, aber nicht die Hand über dich gewinnen.

Als trainierter Sorgenmacher merkst du vielleicht gar nicht mehr, dass du dir permanent Sorgen machst. Du solltest dir daher einen Überblick über die Sequenzen deiner Sorgen verschaffen.

Eine Strichliste kann dir hierbei ein guter Helfer sein. Mache einen Strich für jeden sorgenvollen Gedanken, der dich ereilt.

Wenn du merkst, dass sorgenvolle Gedanken in dir aufkommen, beginne diese in einem möglichst frühen Stadium zu stoppen. Sage dazu innerlich STOPP!

Das kann in gravierenden Fällen auch bis an die hundert Mal pro Tag so sein. Wenn du alleine bist, kannst du auch laut STOPP sagen und dazu eine Geste mit den Händen machen, wie beispielsweise klatschen.

Das verstärkt die Wirkung noch. Umso mehr du von dieser Methode des Gedanken-Stopps Gebrauch machst, umso eher und schneller gelingt es dir, grübelnde Gedanken zu unterbrechen.

Wenn du deine sorgenvollen Gedanken unterbrochen hast, solltest du dich schönen Gedanken widmen und dich ablenken. Was würde dir in diesem Moment Spaß machen?

Ein Kreuzworträtsel, eine Tasse Tee, Musik zu hören, einen Spaziergang zu machen, ein Buch zu lesen oder einen Wohnungsputz zu starten?

Manchmal kommen die Gedanken immer wieder und lassen uns einfach keine Ruhe.

Setze dich dann einfach hin und schreibe mal alle Dinge auf, die dir so eine konkrete Angst machen.

Wovor hast du konkret Angst?

Stelle dir die Frage, was im schlimmsten Falle passieren könnte und was du dann noch für Möglichkeiten hast. Lasse das Ganze nicht eher ruhen, bis du konkret eine Lösung für dich gefunden hast, mit deren Ergebnis du auch zufrieden bist.

Überlege dir dann, was du konkret tun kannst, um genau dieses konkrete Ereignis zu verhindern.

Mache dir bei aufkommenden Sorgen immer wieder selber Mut. Was auch kommen mag, du wirst für jedes Problem eine Lösung finden und damit fertig werden.

Ein gutes Mittel gegen Sorgen und Kummer ist das Lachen. Sobald deine Mundwinkel nach oben einen bestimmten Winkel erreichen, werden Glückshormone ausgeschüttet, die dich auch entspannen lassen.

Deine perfekte Abendroutine

Jeder hat am Abend einen anderen Geschmack, jedem ist etwas Anderes wichtig und natürlich auch an anderen Bedürfnissen orientiert.

Manch einer legt Wert auf ein ausgewogenes Beautyprogramm, der andere möchte am Abend unbedingt noch kochen und viel Zeit mit dem Partner verbringen oder ein anderer legt Wert auf Erholung und Entspannung.

Die richtige Abendroutine sollte für jeden etwas enthalten und von jedem etwas dabei sein. Denn das Letzte, was du vor dem Zubettgehen machst, wirkt sich auf deine Nachtruhe aus.

Erfolg hat viel mit deiner mentalen und physischen Gesundheit zu tun und auch damit, wie viel Schlaf du bekommst und wie du am nächsten Morgen aufstehst.

Deswegen sind Abendroutinen auch so wichtig, denn sie legen die Weichen für deinen nächsten Tag. Hier sind einige Beispiele und Tätigkeiten, aus denen du dir deine perfekte Routine für den Abend zusammenstellen kannst.

1. Setze dich am Abend hin und überlege dir, was du am nächsten Tag alles gerne erledigen möchtest und was für feste Aufgaben anstehen. Das hilft dir auf der einen Seite, deinen Kopf zu leeren, auf der anderen Seite lässt es dich beruhigt und friedlich in den Schlaf fallen.

Du kannst es wie eine Art To-Do-Liste anlegen. Manche Menschen führen auch ein Bullet Journal. Hier lassen sich diese Listen und auch Tagesreflektionen wunderbar unterbringen.

So hast du am nächsten Morgen schon einen genauen Fahrplan für den Tag und weißt ganz genau, was du angehen musst.

Das hilft dir, strukturiert und geordnet in den Tag zu kommen, ohne lange nach Aufgaben und Arbeiten suchen zu müssen.

2. Reflektiere deinen Tag. Wenn du ein Bullet Journal nutzt, kannst du hier wunderbare Reflektion-Seiten mit einbinden.

Eine andere Alternative, um deinen Tag noch einmal Revue passieren zu lassen, ist die Form des Tagebuchs. Auch hier reicht fast ein kleiner Kalender mit ein paar Seiten aus.

Je nachdem ob du lieber Stichpunkte schreibst oder einen Fließtext benutzt. Es gibt auch verschiedene Stile, in denen du so ein Tagebuch schreiben kannst.

Manch schreibe darin Briefe an sich selbst, andere behandeln das Tagebuch wie einen Freund und vertrauen ihm die innigsten Gedanken und Gefühle an.

So kannst du in ein paar Jahren immer mal wieder nachlesen und deine Erfolge bzw. deine Entwicklung reflektieren.

3. Dankbarkeit ist ebenfalls ein ganz wichtiges Element für den Abend. Schreibe dir jeden Tag drei Dinge auf, für die du an diesem Tag sehr dankbar bist.

Das müssen keine großen Erfahrungen oder Erlebnisse sein. Oft reicht es aus, wenn du kleine Dinge nennst. Beim Durchblättern meiner Dankbarkeitslisten finde ich ganz oft, dass ich dankbar für schöne Sonnenstunden war, Zeit mit Freunden genießen durfte oder ein paar Momente der Ruhe für mich hatte.

Das kann dir helfen, weiterhin motiviert zu bleiben und deinen Zielen täglich einen Schritt näher zu kommen. Außerdem lenkst du deine Gedanken damit auf etwas Positives und schubst die negativen Gedanken aus deinem Kopf.

4. Plane am Abend ein Zeitfenster ein, um zu schauen, wann du den Tag darauf aufstehen musst. Für deinen Schlaf solltest du zwischen 7 und 8 Stunden einrechnen. Plane auf dieser Basis deinen Schlaf ein.

Manche Menschen kommen pro Nacht lediglich auf 3 bis 4 Stunden Schlaf, weil sie bis spät in den Abend hinein arbeiten und morgens auch wieder früh raus müssen, um weiter zu arbeiten. Das ist nicht gesund.

Auch wenn du gerne ein Workaholic bist, solltest du auf dich und deinen Körper achten. In der Regel sollte ein Erwachsener, um sein durchschnittliches Schlafpensum zu erlangen, spätestens um 10 Uhr ins Bett gehen, damit er am nächsten Morgen um 6 Uhr wieder hellwach und fit ist.

5. Lesen bringt uns in andere Welten, verschafft uns Intellekt und bringt den Kopf auf andere Gedanken. Auch wenn es nur ein paar Seiten am Abend sind, sollte das Lesen für dich zur Abendroutine dazugehören. Denn es hilft enorm, um abzuschalten. Suche dir einen Titel aus, der dich anspricht und dessen Thema dich interessiert. Von Sachbüchern solltest du am Abend allerdings Abstand nehmen, denn sie neigen eher dazu, den Kopf wieder zum Laufen zu bringen, und dann rattert er die ganze Nacht durch. Und genau das Gegenteil wollen wir ja erreichen

6. Hörbücher und Podcasts eignen sich ebenfalls für eine abendliche Entspannung. Sie können deine Gedanken in andere Welten bringen und dich dabei auch sanft in den Schlaf bringen.

Es gibt ganz tolle Hörspiele, die ich noch aus meiner Kindheit habe, die mich jeden Abend friedlich mit warmen Gedanken einschlafen lassen.

7. Vielleicht kennst du das Vision-Board, um Motivation zu bündeln und deine Ziele festzuhalten. Führe dir jeden Abend, vielleicht auch anhand deiner To-Do-Liste die Erfolge vor Augen, die du am nächsten Tag feiern werden kannst.

Das können auch kleine Erfolge sein. Aber egal wie klein oder groß diese Dinge des nächsten Tages sein werden, sie sind zukünftige Erfolge und verleihen dir neue Energie, um negative Dinge des Tages verblassen zu lassen.

8. Lasse negative Gedanken und Ereignisse hinter dir. Du kennst es sicher. Am Abend liegst du im Bett und denkst über die Missgeschicke des Tages nach.

So viele Fettnäpfchen hättest du vermeiden können, so vieles am liebsten ganz anders gemacht.

Aber das Nachdenken und Grübeln über vergangene Situationen hilft dir leider nicht weiter.

Auch wenn es sich nicht nach deinen Erwartungen entwickelt hat, das „Was-wäre-wenn-Spiel" bringt dich hier jetzt am Abend im Bett nicht weiter.

Versuche dir, als Teil deiner Abendroutine genau diese Gedanken abzugewöhnen und vergangene Erlebnisse einfach ziehen zu lassen.

Sie sind so passiert, du kannst sie nicht mehr ändern und du solltest dich jetzt auch nicht mehr mit ihnen beschäftigen.

Das ist leider immer leichter gesagt als getan. Aber versuche es, du wirst sehen, dass es mit einem leichteren und positiveren Gefühl ins Bett geht.

9. Abschalten ist aber nicht nur in Hinsicht auf die Gedanken gut. Auch elektrische Geräte sollten am Abend abgestellt werden.

Kannst du, aus welchen Gründen auch immer, dein Telefon nicht abstellen, schalte es in den Sleep- oder Flugmodus.

Dann ist die Strahlung nicht so groß, und Geräusche können dich nicht wecken. Auch Benachrichtigungen können in dieser Zeit nicht eintreffen.

Auch wenn du vielleicht selbstständig bist und von dir der Meinung und Überzeugung bist, dass du in dieser Position immer arbeitest, solltest du zur Nachtruhe auf alle Störungen verzichten.

Arbeit sollte zudem auch nicht mit ins Bett genommen werden.

Mails, die eintreffen, kannst du immer noch am nächsten Morgen erledigen. Wenn etwas als Mail kommt, hat es nicht die Priorität, sofort bearbeitet werden zu müssen.

Lasse dich nicht von Kunden oder Mitarbeitern stressen und baue dir immer wieder Puffer ein.

10. Ich kenne einige Menschen, die ihre Abende gerne vor dem Fernseher verbringen. Sicherlich ist das auch die einfachste, aber eben einfallsloseste Unterhaltung.

Du solltest aber nicht wahllos den Fernseher anschalten, weil du eh nichts Anderes zu tun hast. Manchmal löst der Fernseher dann auch den Laptop ab, man kann ja noch mal schnell was für die Arbeit tun.

Versuche doch mal deine Zeit, die du abends vor dem Fernseher verbringen würdest, sinnvoll zu nutzen. Unternimm etwas mit Freunden oder widme dich einem neuen Interessengebiet. Konzentriere dich auf andere Dinge, statt dich einfach nur wahllos berieseln zu lassen.

11. Entspannungsverfahren können dir helfen, entspannt und gelassen in den Abend zu starten. Gerade Mediationen haben eine sehr positive Wirkung und können dich mit ihrer Praxis am Abend bereichern. Schon zehn Minuten vor dem Zubettgehen reichen dafür aus.

Meditation ist gut, um deinen Körper zu entspannen und deinen Kopf runterzufahren. Nutze hierfür auch gerne CDs oder Audiodateien.

12. Zeit ist unser wichtigstes Gut. Indem wir arbeiten, tauschen wir nur unsere Zeit gegen Geld ein. Versuche daher, gerade am Abend, so viel Zeit wie möglich mit Partner, Partnerin, Freunden und Kindern sowie der Familie zu verbringen.

Fast jeden Tag sitzt man einfach nur nebeneinander und lebt aneinander vorbei. Redet miteinander und versucht, so viele schöne Dinge wie nur möglich miteinander zu verbringen.

Das stärkt die Gemeinsamkeit, das „Wir- Gefühl" und auch den Zusammenhalt in der Familie. Jeden Augenblick, den wir nicht miteinander genießen, ist ein vertaner Moment und dieser wird leider auch nicht mehr wiederkommen. Sprich mit ihnen und tauscht eure Gedanken, Erlebnisse und Momente des Tages aus.

Nach einer Weile wirst du vielleicht auch merken, dass sich eure zwischenmenschliche

Ebene verbessert und ihr einen schnelleren und intensiveren Vorgang zueinander und miteinander erlebt. Gespräche können hier etwas ganz Essentielles sein. Aber auch Gesten, wie sich abends in den Arm zu nehmen und eng umschlungen unter einer Decke zu kuscheln, kann so schön sein.

Hast du schon einmal versucht zu spüren, in welchem Rhythmus der andere atmet oder in welcher Frequenz sein Herz schlägt? Auch das kann Meditation miteinander bedeuten.

Schritt für Schritt in den entspannten Abend

Hier folgt nun ein Plan mit aufeinanderfolgenden Schritten, Entspannungstechniken und Übungen, um der Schlaflosigkeit entgegen zu wirken.

Der perfekte Start in den Abend fängt um **17.00 Uhr** an.

Beginne nun langsam damit, dich gedanklich und körperlich in eine entspannte Stimmung zu bringen. Vielleicht warst du gerade noch unterwegs oder hast gearbeitet.

Mache dir zur Einstimmung einen Tee, vielleicht deine Lieblingssorte, vielleicht auch ein anderes Getränk deiner Wahl.

Ich kann jedem empfehlen, die Kleidung des Tages gegen etwas Bequemes zu tauschen, was dich in die entspannte Stimmung von zu Hause versetzt.

Das muss nicht unbedingt die Jogginghose sein, das kann auch eine Leggins sein oder ein kleines Hauskleidchen. Frauen dürfen sich in dieser Phase schwungvoll ihres BHs entledigen, darauf haben wir doch schon den ganzen Tag gewartet.

Checke nun zum letzten Mal deine Nachrichten und schalte alle Geräte aus. Das betrifft das Smartphone, das Tablet, den PC und den Laptop.

Um **18.00 Uhr** ist es an der Zeit, dass du dir eine leichte, nicht zu schwere und ausgewogene Mahlzeit zum Abendessen zubereitest. Genieße deine Mahlzeit ganz in Ruhe. Hier bietet es sich an, schon die erste Achtsamkeitsübung durchzuführen. Beobachte dich einfach mal beim Zubereiten deiner Nahrung.

Wie führst du das Messer, wie bewegst du dich in deiner Küche und wie ist deine Körperhaltung während des Kochens?

Auch beim Essen lassen sich diese kleinen Gegebenheiten gut beobachten. Nimm jeden Bissen deiner Nahrung achtsam wahr. Kaue, schlucke und schmecke.

Beim Genuss entfalten sich ganz viele Aromen über den Gaumen, die wir im stressigen Alltag meist gar nicht richtig wahrnehmen. Viel zu oft passiert das Essen einfach nur zwischendurch.

Die letzte Mahlzeit des Tages ist der perfekte Anlass, um den Körper in ganz entspannter Atmosphäre mit Nährstoffen zu bereichern.

Um **19.00 Uhr** kannst du dich deiner Abendlektüre widmen. Sicher hast du dir im Vorfeld schon ein sehr spannendes und passendes Buch ausgesucht. Vielleicht bist du auch gerade in einer richtig guten Lektüre des Lieblingsthemas gefesselt und kannst es gar nicht mehr abwarten, die nächsten Seiten zu verschlingen.

Mache es dir an deinem Lieblingsplatz im Haus dazu richtig gemütlich. Nimm dir noch ein Tässchen Tee und sorge für die entsprechende Ruhe, die du hier benötigst.

Um 20.00 Uhr beginnt für dich die Zeit, dich ausführlich mit Freunden oder der Familie zu beschäftigen. Schöne und bereichernde Gespräche können eine super Einstimmung in den Schlaf sein.

Vielleicht gibt es Erlebnisse des Tages, die du gerne mit Familienmitgliedern noch teilen möchtest, oder es gibt noch Dinge zu besprechen, die für den nächsten Tag oder die Planung der Woche relevant sein können.

Kinder können am Abend so noch die Chance bekommen, Erlebnisse des Tages aufzuarbeiten und entspannter in den Abend und in den Schlaf zu kommen.

Um **21.00 Uhr** ist es Zeit, mit der Meditation bzw. mit dem entspannten Teil zu beginnen. Vielleicht möchtest du hierfür schon in deine Schlafkleidung anziehen. Suche dir einen schönen und geeigneten Platz, an dem du ruhig und ungestört für dich entspannen kannst. Es eignet sich auch leichte und leise Musik im Hintergrund. Widme dich nun deiner ausgewählten Entspannungsübung.

Beim Autogenen Training entspannst du dich durch Autosuggestionen. Es gibt formelhafte Sätze, die wie in einer Art Hypnose immer wieder von dir wiederholt werden.

Die Formeln beschäftigen sich mit der Schwere und Wärme der Arme und Beine, einem ruhigen und gleichmäßigen Herzschlag, einer ruhigen und gleichmäßigen Atmung, einem warm strömenden Solarplexus, einer kühlen Stirn und einem ruhigen Kopf.

Dazwischen werden immer wieder Formen von allgemeiner Entspannung und Ruhe eingebaut.

Die Progressive Muskelentspannung verhilft dir durch gezieltes An- und Entspannen der einzelnen Muskelgruppen zu einer körperlichen und damit auch geistigen Entspannung.

Die Muskelgruppen werden einzeln angespannt, die Anspannung wird dabei 7 Sekunden gehalten und dann entspannt. Die Entspannung wird dabei 15 Sekunden gehalten. Danach gehst du weiter zu der nächsten Muskelpartie.

Du wirst im Laufe der Entspannung merken, dass die einzelnen Muskelpartien schwer und warm werden. Das ist eine Form der Entspannung.

21.30 Uhr. Jetzt bist du ruhig und entspannt. Die letzten Handgriffe können getätigt werden. Die Zähne putzen, die Kleidung für den nächsten Tag herauslegen, noch einmal durchlüften und dann gegen **22.00 Uhr** entspannt und müde ins Bettchen schlüpfen.

Im Bett setzt du zur letzten Entspannung eine Atemtechnik deiner Wahl ein. Sollten dir Gedanken aufkommen, die dich womöglich vom Einschlafen abhalten, schreibe sie auf den bereitgelegten Zettel.

So sind sie aus deinem Kopf und du kannst mit der Entspannung deines Atems weitermachen. Wiederhole dies so lange, bis du eingeschlafen bist.

Gute Nacht!

Erlebe was du willst, nutze die Macht des luziden Träumens!

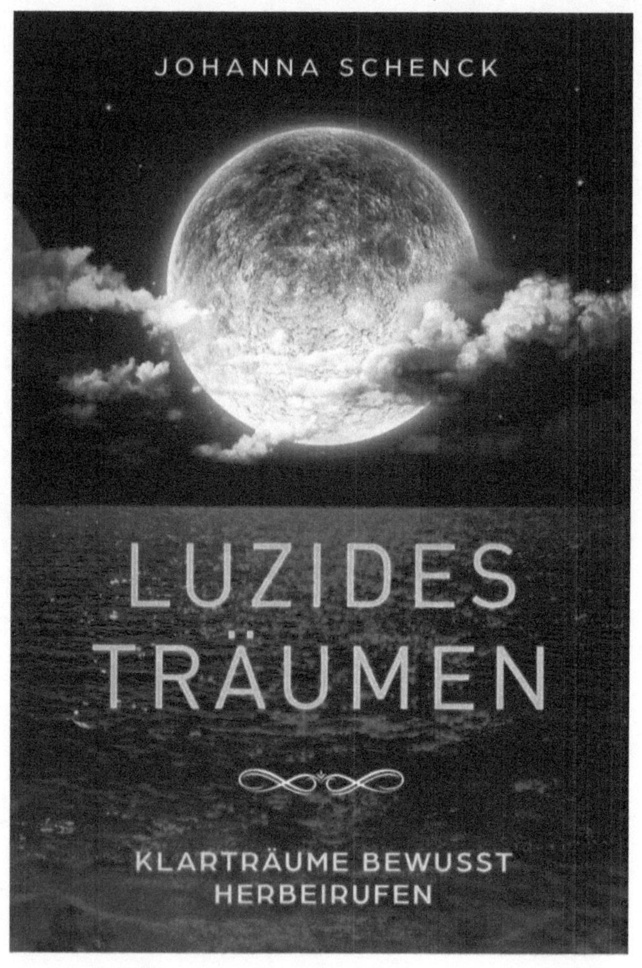

Mit dem luziden Träumen möchte ich dir eine effektive, aber auch sehr einfach umsetzbare Methode an die Hand geben. Mit ihr kannst du lernen, wie du deine **Träume steuern** kannst.

Beim luziden Träumen oder auch Klartraum machst du dir immer wieder bewusst, dass du gerade träumst. Einigen Menschen gelingt diese bewusste Einschätzung oft schon automatisch. Doch andere brauchen da ein wenig Nachhilfe. Vielleicht gehörst ja auch du dazu?

Ich zeige dir wie du deine Klarträume bewusst herbeirufen kannst.

ISBN: 1081178000

97

Selbstoptimierung- ein Thema welchem man immer wieder begegnet, aber nur sehr selten durchführt. Sich selber zu optimieren fällt den meisten unter uns schwer. Wir sind Individuen und von unseren Gefühlen sowie Talenten geprägt.

Jeder Mensch hat eine andere Denkweise, jeder lernt anders und jeder kann sich unterschiedlich stark motivieren oder disziplinieren.

Gestalte deinen individuellen Code neu und sei in der Lage deinen Körper und Geist zu optimieren!

ISBN: 1074803345

Mit dem ersten Atemzug beginnt unser Leben, jedoch...

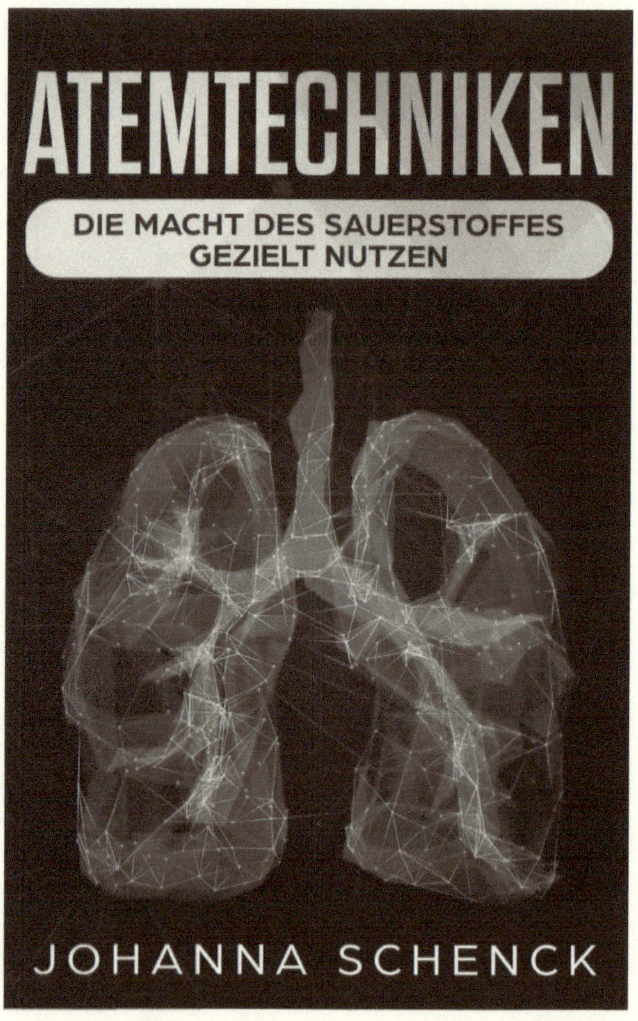

...wird das richtige Atmen von vielen unterschätzt, in wissenschaftlich belegten Studien hat sich dies als großer Fehler herauskristallisiert. Denn kontrolliertes Atmen **versorgt die Organe und Muskeln mit Sauerstoff**, was wiederum zu mehr **Leistungsfähigkeit im Sport und Alltag** führt sowie **Gesundheitsprobleme verhindert**.

Man fühlt sich lebendiger, stärker und gesünder!

ISBN: 1080165142

www.ingramcontent.com/pod-product-compliance
Lightning Source LLC
Chambersburg PA
CBHW031424130726
47989CB00003B/1028